MALADIES

DES

FEMMES

PAR

LE Dr TRIFET

EX-CHIRURGIEN INTERNE DES HOPITAUX ET HOSPICES DE PARIS
LAURÉAT DE LA FACULTÉ DE MÉDECINE
ANCIEN PROFESSEUR D'ANATOMIE ET DE PATHOLOGIE CHIRURGICALE
MEMBRE DU CONSEIL D'HYGIÈNE ET DE SALUBRITÉ
DE LA COMMISSION DE VACCINE, DE L'ÉCOLE PRATIQUE,
ET DE PLUSIEURS SOCIÉTÉS SAVANTES
CHIRURGIEN DES AMBULANCES MUNICIPALES
DE PARIS, ETC.

PREMIÈRE PARTIE

PARIS

CHEZ L'AUTEUR, RUE DROUOT, 13

1875

MALADIES

DES

FEMMES

PAR

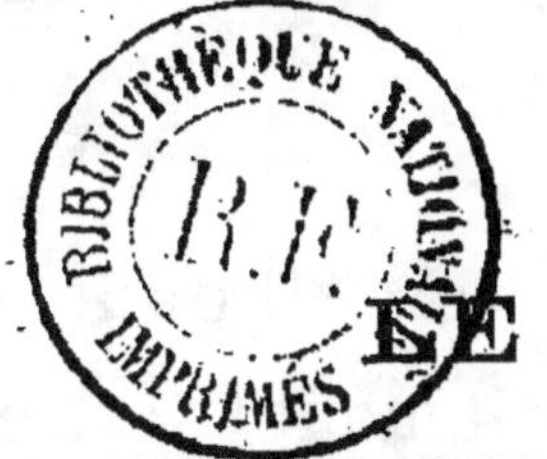

LE Dr TRIFET

EX-CHIRURGIEN INTERNE DES HOPITAUX ET HOSPICES DE PARIS
LAURÉAT DE LA FACULTÉ DE MÉDECINE
ANCIEN PROFESSEUR D'ANATOMIE ET DE PATHOLOGIE CHIRURGICALE
MEMBRE DU CONSEIL D'HYGIÈNE ET DE SALUBRITÉ
DE LA COMMISSION DE VACCINE, DE L'ÉCOLE PRATIQUE
ET DE PLUSIEURS SOCIÉTÉS SAVANTES
CHIRURGIEN DES AMBULANCES MUNICIPALES
DE PARIS, ETC.

PREMIÈRE PARTIE

PARIS

CHEZ L'AUTEUR, RUE DROUOT, 13

1875

PRÉFACE

Cette Notice, extraite de la clinique du docteur Trifet, est principalement destinée aux gens du monde, qui y puiseront des renseignements et des conseils utiles.

Quant aux hommes de l'art, ils pourront consulter l'ouvrage complet du docteur Trifet, ouvrage présenté à l'Académie de Médecine et que l'on trouve également chez l'auteur, rue Drouot, 13, et chez les principaux libraires.

MALADIES

DES

ORGANES GÉNITO - URINAIRES

FLUEURS BLANCHES, PERTES BLANCHES

LEUCORRHÉES

Les flueurs blanches sont des écoulements muqueux par les parties génitales de la femme, déterminés par l'irritation ou l'inflammation plus ou moins vive de la membrane muqueuse du vagin, du col ou de la cavité de l'utérus ou de ses annexes.

Les flueurs blanches ne sont pas par elles-mêmes une maladie. On les rencontre dans presque toutes les affections de la matrice et du vagin, dont elles indiquent l'état de souffrance et dont elles constituent un signe précieux, parce que, faciles à constater, ce sont elles qui, le plus souvent, alarment à juste titre les malades et les engagent à consulter le médecin.

Les flueurs blanches proviennent, comme nous l'avons déjà dit, de la matrice ou du vagin. Celles qui viennent de la matrice ressemblent à du blanc d'œuf cru ; elles sont quelquefois mélangées de sang ou de pus ; ordinairement assez limpides ; quelquefois très-épaisses et ressemblant à de la gelée.

Celles qui proviennent du vagin ressemblent à du lait, plus ou moins teinté de jaune ou de vert, suivant les diverses causes qui les produisent.

Qu'elles proviennent de la matrice ou du vagin, les flueurs blanches s'écoulant au dehors deviennent la cause d'échauffement, de brûlures et surtout de démangeaisons aux lèvres et à la partie supérieure des cuisses ; souvent elles coulent vers l'anus, y déterminent des cuissons intolérables et peuvent amener la formation de fissures et d'hémorroïdes.

Les flueurs blanches ont une odeur fade particulière, lorsque la maladie qui les produit n'est pas trop ancienne ; dans le cas contraire, elles ont une odeur de poisson gâté. Elles laissent sur le linge des taches d'un blanc grisâtre ou jaunâtre.

Les flueurs blanches épuisent la constitution en appauvrissant le sang et en altérant la nutrition.

Elles peuvent engendrer une foule de maladies et avoir les conséquences les plus graves.

Soit que les flueurs blanches soient idiopathiques ou symptomatiques d'une affection de l'utérus, il est de toute nécessité de s'en occuper le plus tôt possible et de ne pas laisser aggraver une affection qui peut avoir de si tristes résultats.

Lorsque les flueurs blanches ne sont pas causées par des lésions graves de la matrice, il est souvent facile de s'en débarrasser par des petits soins de propreté que l'on ne devrait jamais négliger. On fera tous les jours une ou deux injections ou lotions avec de l'eau dans laquelle on ajoutera douze ou quinze gouttes de notre eau de toilette (1).

On pourra, dans les cas rebelles, prendre tous les jours un petit verre de vin de quinquina. Les

---

(1) L'eau de toilette du Dr Trifet se trouve rue Drouot, 18, à Paris, et chez les principaux pharmaciens, parfumeurs.

personnes chlorotiques ou anémiques devront suivre un régime tonique et réparateur, et au besoin quelques préparations ferrugineuses, des pastilles de phosphate de fer de Schædelin, etc.

Si les flueurs blanches résistent à ce traitement, c'est qu'il y a une affection de la matrice plus ou moins grave qui entretient le mal, et il est important de ne pas différer à réclamer la visite du médecin ; car c'est une opinion erronée de croire que les fluéurs blanches sont compatibles avec la santé, et cette erreur grossière peut avoir pour les malades les conséquences les plus fâcheuses. Le mal s'aggrave dans une fausse sécurité, et plus tard, il n'est plus temps d'y remédier. Que de malheureuses femmes ont payé d'infirmités dégoûtantes, et souvent de leur vie, leur trop confiante crédulité !

MALADIES

DE

LA MATRICE

CONSIDÉRATIONS GÉNÉRALES

De toutes les maladies qui affligent l'espèce humaine, ce sont certainement les maladies de la matrice qui retentissent le plus rapidement sur tous les autres appareils. Aussi, au moindre ébranlement qu'éprouvent ces organes, la santé générale est-elle troublée, et les phénomènes les plus variés peuvent-ils apparaître sur plusieurs points de l'économie.

Non-seulement la matrice n'est exempte d'aucune des maladies communes aux diverses parties molles, mais il n'est, chez la femme, aucun viscère, qui soit plus souvent malade.

Nous ne décrirons pas ici les diverses maladies de l'utérus qui se présentent journellement à notre consultation : engorgements, végéta-

tions, déplacements, ramollissements, ulcéra-
tions, ulcères, inflammations, catarrhes, etc. ;
mais nous croirions manquer à notre devoir si
nous n'appelions pas l'attention d'une manière
toute particulière sur la nécessité de soigner
de bonne heure les diverses affections de
matrice. Que de larmes et de regrets les dames
s'épargneraient, si elles étaient assez raisonna-
bles pour ne pas attendre que le mal ait exercé
des ravages souvent irréparables avant de
réclamer les soins dont elles ont si souvent
besoin !

Les affections de la matrice, quand elles du-
rent depuis un certain temps, amènent des dé-
sordres tels que tout l'organisme s'en ressent,
et qu'il n'est permis à personne de les méconnaître ; mais il n'en est pas de même au début ;
elles ne s'annoncent, le plus souvent, que par
quelques flueurs blanches, des tiraillements
d'estomac, diverses sensations dans les reins,
le bas-ventre, de la fatigue, certaines altéra-
tions dans les traits, etc.

Il n'est pas nécessaire que ces symptômes
soient réunis pour reconnaître une affection de
matrice ; il en est qui sont, pour ainsi dire,
pathognomoniques ; ainsi les flueurs blanches

sont presque toujours l'indice d'une affection des organes génitaux, le plus souvent de l'utérus, et il m'est arrivé bien souvent de diagnostiquer une affection de matrice à l'altération des traits, ou bien encore à la démarche plus ou moins embarrassée.

On ne peut se faire une idée de la fréquence des affections de matrice ; il est peu de personnes qui n'en soient affectées d'une manière plus ou moins sérieuse, et qui ne finissent par éprouver les accidents les plus graves, si elles ne sont pas soignées convenablement. Aussi devrait-on toujours réclamer une visite toutes les fois qu'il y a écoulement anormal, soit en blanc, soit en rouge ; ou bien des tiraillements d'estomac, des douleurs de reins, des pesanteurs dans le bas-ventre, les cuisses, etc., ou bien encore fatigue anormale, altération des traits, vapeurs ou sensations de strangulation passagère. Qu'un sentiment de pudeur mal entendu ne fasse pas perdre un temps précieux ; une petite ulcération, un peu d'engorgement ou une enflammation légère ne sont rien à guérir au début ; plus tard, ils peuvent être cause des plus grands malheurs.

CAUSES

L'influence des fonctions de la matrice est
pour beaucoup dans la fréquence de ses maladies, car les affections utérines sont rares aux
deux périodes extrêmes de la vie, comparative-
ment à ce que l'on observe dans la période
moyenne. Jusqu'à la puberté surtout, on n'en
voit que bien peu d'exemples ; pendant ces pre-
mières années, l'organe tout entier est dans une
espèce de sommeil ; son accroissement lent et
graduel se fait d'une manière insensible, et les
causes morbifiques paraissent ne pouvoir pas
l'atteindre. De même, quand elle a accompli sa
période d'activité, la matrice retombe dans une
sorte d'inertie ; son volume diminue ; elle semble
s'atrophier comme les organes devenus inutiles.
Elle cesse d'être accessible aux maladies aiguës,
et les lésions chroniques dont elle est quelquefois le siége datent souvent d'une époque anté-
rieure.

Il en est tout autrement dans la période inter-
médiaire : au moment de la puberté, la matrice

semble se réveiller ; l'on voit s'accomplir en elle des actes physiologiques de la plus haute importance et se développer une sorte d'aptitude à des maladies variées, dont plusieurs ont évidemment ces mêmes actes pour causes occasionnelles ou prédisposantes. Les congestions périodiques qui se reproduisent à chaque époque menstruelle augmentent sa susceptibilité aux diverses influences morbifiques. Pendant la grossesse, les changements qu'elle doit subir dans son volume, sa position, sa texture, l'exposent à un grand nombre de maladies qui tiennent à la gestation elle-même. Le travail de l'accouchement, le décollement du placenta, qu'on peut comparer à une plaie récente, sont autant de conditions qui favorisent le développement de diverses maladies. Enfin, les rapprochements sexuels et toutes les conditions qui s'y rattachent, l'abus comme la privation des plaisirs, deviennent pour la matrice des causes actives de maladie, indépendamment de celles qui peuvent agir sur elle comme sur tout autre viscère.

SYMPTOMES

Une si grande variété de maladies donne né-cessairement lieu à des symptômes très-nom-breux et très-divers. Plusieurs d'entre elles se révèlent par une douleur locale plus ou moins intense, continuelle ou intermittente, douleur qui attire l'attention des malades et ne permet pas de méconnaître le siége du mal. D'autres fois, cette douleur est faible, obscure ; les ma-lades en ont à peine le sentiment, et il faut ap-peler leur attention vers l'hypogaste (bas-ventre) pour qu'elles en aient la perception. Ces douleurs s'irradient souvent dans la région lom-baire, ou bien se propagent dans les aines et presque dans les cuisses, avec sensation de pe-santeur sur le périnée ; quelquefois même, elles semblent pénétrer dans la profondeur des os du bassin. Parfois encore les malades ont la sensation d'un corps qui se déplace. Mais souvent aussi, et particulièrement dans les lésions les plus graves de l'utérus, il y a absence complète de douleurs dans la région malade,

et si quelque sensation pénible est perçue,
c'est dans les reins, dans les aines ou dans les
cuisses que les malades l'accusent.

D'autres phénomènes accompagnent plus con-
stamment les affections de la matrice ; tels sont,
durant la période moyenne de la vie, des
dérangements dans les règles, qui deviennent
difficiles, douloureuses, éprouvent des retards,
se suppriment ou coulent assez abondamment
pour constituer des hémorragies ; parfois encore ce sont des pertes de sang dans l'inter-
valle des époques. Au delà de cette période,
après l'âge où la menstruation finit, ce sont
fréquemment encore des hémorragies qui si-
gnalent les maladies utérines ; hémorragies
qui en imposent quelquefois aux malades par
des retours de leurs règles.

Mais un des signes les plus constants de ces
affections, ce sont les écoulements glaireux ou
puriformes, tantôt blancs, tantôt rougeâtres ou
jaunâtres, et connus vulgairement sous le nom
de flueurs blanches. La femme atteinte de ces
flueurs blanches peut communiquer à son mari
une inflammation qui, chez celui-ci, amène fréquemment un écoulement de même nature.

Les flueurs blanches sont non-seulement le

signe le plus fréquent des affections de matrice, mais elles en sont le plus important, puisque les malades peuvent elles-mêmes les constater dans la plupart des cas, et être ainsi averties du danger qui les menace. Elles ne peuvent ignorer que ces écoulements sont l'indice certain d'une affection des organes génitaux, et que c'est une opinion erronée de croire que les flueurs blanches sont compatibles avec la santé.

D'autres signes, obtenus par diverses méthodes d'exploration, complètent la symptomatologie : ainsi le palper abdominal, l'inspection, le toucher vaginal, permettent de reconnaître la plupart des maladies de la matrice ; mais c'est surtout l'examen au spéculum qui détermine, avec une précision mathématique, la nature et l'étendue des lésions de cet organe.

A ces symptômes locaux, à ces signes physiques fournis par l'organe malade lui-même, se joignent souvent d'autres phénomènes morbides développés dans les organes contigus. Tels sont les besoins fréquents d'uriner, la dysurie, la strangurie et la constipation.

Mais ce n'est pas seulement sur les organes voisins que la matrice réagit ; l'effet de ces maladies s'étend plus loin, et parmi les phénomè-

nes sympathiques qu'elle détermine, les plus
fréquents et les plus apparents sont des trou-
bles du système nerveux et des fonctions de
l'estomac. Tels sont les tiraillements à l'épigas-
tre dans la plupart des écoulements chroniques
un peu abondants ; des digestions difficiles, des
vomissements plus ou moins répétés. Telles
sont les douleurs névralgiques en diverses parties du corps, les défaillances, les vertiges, les
palpitations, la langueur, l'abattement physi-
que et moral et une impressionnabilité extrême
de tout l'appareil nerveux, qui ne cesse ou ne
se modère que lorsque l'on a triomphé de la
maladie qui en a été la principale cause.

DIAGNOSTIC

La plupart des phénomènes que nous avons signalés plus haut suffisent le plus souvent pour faire reconnaître une affection de la matrice ; mais, ainsi que je l'ai déjà dit, c'est surtout le toucher et l'examen au speculum qui fournissent les signes les plus précieux ; ils permettent de mettre le doigt sur le mal, d'en apprécier le siége, l'étendue, la nature ; ils font connaître, d'une manière précise, un grand nombre de lésions, que les signes rationnels ne peuvent que faire soupçonner.

Puisque nous parlons de speculum (instrument destiné à voir la matrice), nous dirons que, bien qu'il en existe chez les fabricants une grande variété, nous en avons fait faire un beaucoup plus court que ceux dont on se sert habituellement. Son introduction est plus facile et les manœuvres se font plus commodément. C'est un petit spéculum à deux valves, qu'avec un peu d'adresse et d'habitude on parvient à introduire sans occasionner la moindre douleur.

Ce speculum ne peut servir dans tous les cas ; il est bon d'en avoir de toutes formes et de toutes dimensions. Pour moi, c'est celui dont je me sers généralement et dont je me trouve le mieux.

Le médecin qui s'occupe de maladies de matrice doit avoir à sa disposition un grand nombre de spéculums, afin de ne pas se servir plusieurs fois des mêmes instruments, sans les faire convenablement nettoyer. Non-seulement c'est une mesure de propreté, mais c'est surtout une mesure de salubrité à laquelle il faut bien se garder de se soustraire, pour éviter la transmission de certaines maladies contagieuses. J'ai pour habitude de ne jamais me servir deux fois du même instrument, sans le faire passer à l'eau de potasse et nettoyer avec le plus grand soin.

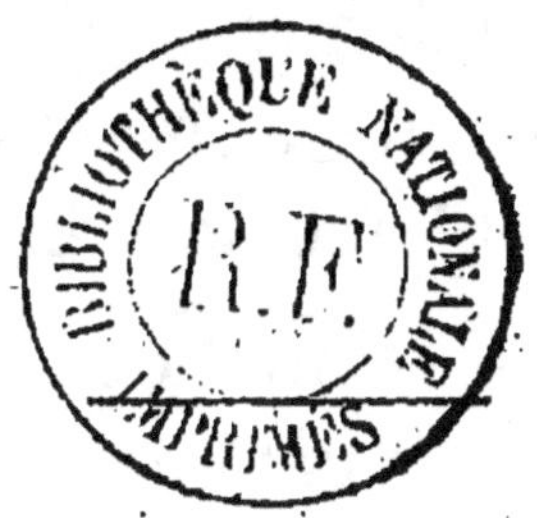

TRAITEMENT

Dans aucune autre classe des maladies internes, l'intervention du médecin n'a d'influence plus réelle que dans les affections de la matrice, soit pour les combattre, soit pour les prévenir. Il n'en est pas dont le développement dépende plus souvent, soit de l'omission de certaines règles de l'hygiène, soit de l'absence de secours éclairés de l'art. Combien d'entre elles, en effet, pourraient être évitées par une plus grande prudence, soit au moment des règles, soit durant la grossesse, soit surtout pendant et après l'accouchement.

Donc, pour prévenir ces affections, il faut éviter la constipation ; écarter avec soin toute cause et toute médication intempestive capable de troubler la menstruation. Éviter les grandes fatigues, les marches forcées, les nuits passées sans sommeil ou les trop longues veillées ; le travail trop assidu et la vie sédentaire.

Après un accouchement ou une fausse couche, rester au lit au moins pendant huit ou dix jours sans se lever, et ne pas négliger les petits soins hygiéniques et de propreté.

Mais le conseil le plus important que l'on puisse donner, c'est de consulter un médecin à la moindre apparition des symptômes que nous avons énumérés.

Quant au traitement curatif de ces maladies, on concevra facilement l'importance de l'intervention de l'art, si l'on réfléchit qu'aucun autre organe intérieur n'est plus accessible que la matrice, soit à diverses méthodes d'investigation capables de bien préciser le mal, soit à l'application plus ou moins immédiate des agents thérapeutiques.

Les maladies de la matrice présentant deux ordres de symptômes bien différents, les uns locaux, les autres généraux, le traitement que l'on devra opposer à ces deux ordres de phénomènes morbides devra s'adresser aux uns et aux autres : il devra être local et général tout à la fois et varier suivant la nature des lésions que l'on doit combattre et la constitution des malades.

Le traitement local et le traitement général

sont tous deux indispensables pour arriver à une guérison certaine et durable, et c'est faute de ne pas les associer qu'un grand nombre de personnes, traitées inutilement pendant longtemps, se découragent et renoncent à tout traitement, pensant que ces affections ne sont pas guérissables. Que ces malades se rassurent, les affections de la matrice se guérissent tout aussi bien que les autres quand elles sont traitées convenablement et à propos, c'est-à-dire en s'adressant à la fois à la lésion locale et à la constitution délabrée.

C'est par milliers qu'il faudrait compter les personnes auxquelles nous avons rendu la santé et le bonheur en les débarrassant d'affections de l'utérus qui empoisonnaient leur existence et auraient fini par les conduire au tombeau en altérant profondément leur organisation.

Un voile impénétrable devant abriter la pudeur de nos clientes, on comprend que nous ne citions aucune observation. Nous rapporterons seulement quelques opérations de polypes utérins qui sont de première importance.

POLYPES UTÉRINS

1° En 1849, mademoiselle Rousseau (Mélanie), débitante de tabac à Féron (Nord), me fit appeler. Elle était au lit depuis plusieurs mois, épuisée par des hémorragies et des pertes utérines abondantes. Il s'écoulait tous les jours par les parties génitales plus d'un litre de sérosité roussâtre, purulente et d'une odeur nauséabonde. Les extrémités inférieures étaient infiltrées, la face bouffie, le pouls misérable, le tube digestif dans le plus fâcheux état, en un mot elle était aux portes du tombeau.

Je reconnus une tumeur fibreuse énorme, implantée profondément dans la matrice et occupant tout le vagin. Cette tumeur était ulcérée et présentait un commencement de dégénérescence encéphaloïde.

J'enlevai ce corps, après avoir posé une ligature sur le pédicule pour prévenir l'hémorragie.

Mademoiselle Mélanie ne tarda pas à se rétablir et vint plusieurs fois chez moi voir son polype, qui pesait 375 grammes.

2° Quelques semaines après, j'ai opéré, avec le concours de M. Petit-Jean, une dame de Bergues (Aisne), madame Laurent-Beauboucher. Cette dame était à peu près dans le même état que la précédente ; elle avait été traitée pendant plusieurs années par divers médecins.

L'opération fut excessivement difficile ; la tumeur était très-grosse ; j'ai eu beaucoup de peine à la faire sortir par les parties génitales. Elle avait le volume de la tête d'un enfant.

Un an après, madame Laurent accouchait d'un gros garçon, et aujourd'hui elle jouit de la santé la plus parfaite.

3° En 1853, M. Carnoye, médecin, à Dompierre (Nord), me faisait appeler près de sa belle-sœur, madame Pranger, femme du maire de Grand-Fay, qui, depuis plusieurs années, avait des hémorragies et des écoulements très-abondants qui l'avaient complétement épuisée.

Je reconnus une humeur fibreuse de l'utérus, et nous l'opérâmes immédiatement. Cette tumeur ressemblait en tous points à un cœur de bœuf et pesait près de 500 grammes.

Madame Pranger ne tarda pas à recouvrer une santé des plus florissantes, et ne s'est plus jamais ressentie de cette affection.

4° En 1868, M. Herbecq, médecin et maire d'Avesnes (Nord), me fit appeler près de madame Mercier, au château de Coutant, près Avesnes, épuisée par des hémorragies symptomatiques d'un polype utérin.

La tumeur était très-volumineuse et le pédicule mal circonscrit. Je l'ai entourée d'un fil métallique, et à l'aide de l'écraseur linéaire de Chassaignac, j'en ai eu facilement justice.

Madame Mercier ne tarda pas à recouvrer ses forces et sa santé.

5° Le 19 avril 1874, j'ai opéré madame R...., rue de Moscou, 44. Cette dame était épuisée par des pertes abondantes et avait en vain consulté plusieurs médecins depuis deux ans. Personne n'avait pu, ni la guérir, ni la soulager.

Lorsque cette malade me fut adressée, elle était dans le plus fâcheux état. Elle portait une tumeur fibreuse du volume d'une orange, enchâtonnée dans la matrice et dont on avait méconnu l'existence.

Bien que, pour enlever cette tumeur, j'aie dû inciser le col de l'utérus sur toute sa circonférence, tout s'est passé admirablement bien, et madame R... était radicalement guérie en quelques jours.

6° J'ai revu, il y a quelques semaines, une autre dame que j'avais opérée dans les mêmes conditions, en 1871, et qui se porte on ne peut mieux. C'est madame Hutepin, marchande de vins, rue Vaucanson, n° 1.

Le docteur Trifet a supprimé son Dispensaire du boulevard Bonne-Nouvelle, et ne reçoit plus que chez lui, rue Drouot, 13, de midi à 3 heures, tous les jours, excepté les dimanches.

Paris. — Imp. Dubuisson et Cᵉ, rue Coq-Héron, 5.

OUVRAGES ET PUBLICATIONS
Du Docteur TRIFET

1º **Traité pratique des maladies blennorrhagiques.** Paris, 1846, in-douze.

2º **De la Fistule vésico-vaginale,** considérations sur les Fistules vésico-utérines et urétéro-utérines. Paris, 1845, in-quarto.

3º **De l'Hydrothérapie** (Revue médicale). Paris, 1844, in-octavo.

4º **Du Café,** de ses effets sur l'homme, à l'état de santé et à l'état de maladie. Paris, 1846.

5º **Fissures à l'anus** (Gaz^tte des Hôpitaux). Paris, 1844

6º **Luxations de l'Épaule** (Gazette des Hôpitaux). Paris, 1844.

7º **Amaurose** (Gazette des Hôpitaux). Paris, 1844.

8º **Apoplexie cérébrale** (Gazette des Hôpitaux). Paris, 1844.

9º **Plaies de Tête** (Gaz^tte des Hôpitaux). Paris, 1841.

10º **Muguet chez les vieillards** (Gazette des Hôpitaux). Paris, 1843.

11º **De l'Infibulation** (Archives de Médecine). Paris, 1845, in-octavo.

12º **Cancer de la verge** (Gazette des Hôpitaux). Paris, 1841.

13º **Observations diverses,** insérées dans les Annales de Thérapeut^c et de Toxicologie. Paris, 1844.

14º **Principales opérations** pratiquées dans le nord de la France. Paris, 1870, in-douze.

15º **Clinique du Dr Trifet.** Paris, 1870, in-douze.

SOUS PRESSE :

MALADIES DES ORGANES GÉNITO-URINAIRES

Paris. — Imp. Dubuisson et Ce, rue Coq-Héron, 5.

www.ingramcontent.com/pod-product-compliance
Lightning Source LLC
LaVergne TN
LVHW010121060726
842524LV00005B/1660